AF312664

RÉPUBLIQUE FRANÇAISE

—▶◀—

MINISTÈRE DE L'HYGIÈNE, DE L'ASSISTANCE ET DE LA PRÉVOYANCE SOCIALES

DIRECTION DE L'ASSISTANCE ET DE L'HYGIÈNE PUBLIQUES

—•◀•—

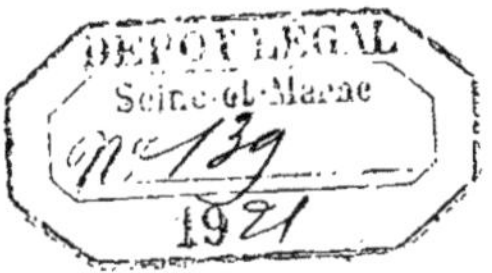

LA PESTE

LES RATS — LES PUCES — LE BACILLE DE LA PESTE — LE DIAGNOSTIC DE LA PESTE CHEZ LE RAT

PAR

H. VIOLLE

———◦○◦———

MELUN

IMPRIMERIE ADMINISTRATIVE

—

1921

MINISTÈRE DE L'HYGIÈNE, DE L'ASSISTANCE ET DE LA PRÉVOYANCE SOCIALES

DIRECTION DE L'ASSISTANCE ET DE L'HYGIÈNE PUBLIQUES

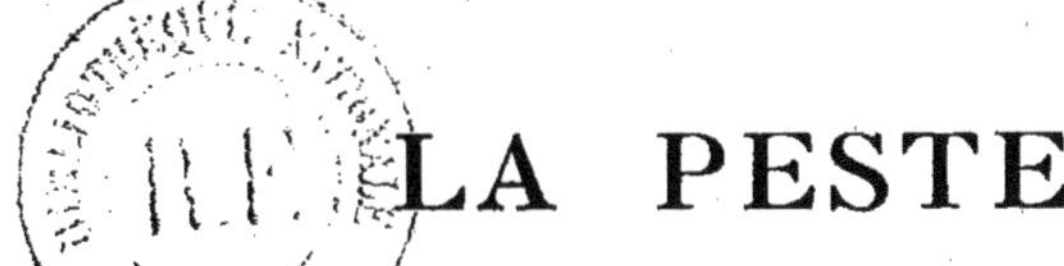

LA PESTE

LES RATS — LES PUCES — LE BACILLE DE LA PESTE — LE DIAGNOSTIC DE LA PESTE CHEZ LE RAT

PAR

H. VIOLLE

MELUN

IMPRIMERIE ADMINISTRATIVE

1921

AVANT-PROPOS

Cette étude de la peste chez le rat a été écrite afin de
fournir aux hygiénistes qui seraient appelés à faire des
examens bactériologiques de rats soupçonnés pesteux,
tous les renseignements nécessaires à l'établissement de
leur diagnostic.

Parce que cette maladie est rare en France, ce dont nous
ne saurions que nous réjouir, les travaux spéciaux sur la
question ne sont pas très répandus et il était à craindre que
nombre de médecins ne puissent, le cas échéant, affirmer
un diagnostic aussi important que celui de la peste chez le
rat, à cause de la difficulté qu'ils auraient à se procurer
les renseignements indispensables pour exécuter leurs
recherches.

C'est pour pallier à cet inconvénient, que M. le
Ministre de l'Hygiène m'a chargé d'écrire cette brochure
en un temps où la peste bubonique pouvait donner lieu à
quelque inquiétude, par suite de sa présence en foyers
disséminés dans la région parisienne.

Nous ne parlerons pas ici de la peste chez l'homme.
D'excellents ouvrages ont été publiés en France sur la
question.

En remettant entre les mains des médecins ce petit guide,
j'ai confiance de leur rendre service, ayant eu l'honneur
de m'être assuré préalablement de l'approbation si
hautement compétente de M. le professeur Calmette
et d'avoir été entouré des précieux conseils de M. le
Dr Dujardin-Baumetz, chef du Service de la peste à l'Institut
Pasteur.

Au reste, l'épreuve pratique en a été faite auprès des
jeunes médecins qui sont venus à mon laboratoire du
Cours-la-Reine, créé par la Préfecture de police, sous les
auspices de M. le Dr Bordas, et qui chaque jour exa-
minaient avec moi des lots déterminés des rats capturés
systématiquement afin d'enrayer avec leur destruction le
fléau qu'ils tendaient à propager.

GÉNÉRALITÉS

La peste est une maladie infectieuse et contagieuse revêtant, tantôt une allure sporadique, tantôt un caractère épidémique, et causée par le développement du bacille de Yersin dans l'organisme.

Elle se présente généralement chez l'homme sous deux aspects : bubonique ou pulmonaire.

La forme pulmonaire primitive est due à l'infection des voies respiratoires par le bacille pesteux, et la contamination, en temps d'épidémie, se fait par l'inhalation de particules virulentes, provenant, tantôt d'expectorations de malades, tantôt de sang d'animaux pesteux. La propagation a lieu ensuite directement, de poumon à poumon, d'homme à homme : elle est inter-pulmonaire, inter-humaine.

La forme bubonique est due à l'inoculation du bacille de Yersin en un point quelconque des téguments ; en ce lieu apparaît quelquefois une « phlyctène », une « pustule », un « charbon ». Les ganglions régionaux infectés et hyperhémiés prennent un aspect adéno-phlegmoneux et constituent le « bubon ». L'inoculation cutanée se fait d'ordinaire par la piqûre d'un insecte, qui est le plus généralement la puce. Ce parasite a pris les bacilles virulents à un animal receptif à la peste qui est le plus souvent le rat.

Donc, chez l'homme, le bubon pesteux, réaction ganglionnaire, est consécutif à l'inoculation cutanée par la puce de bacilles pesteux prélevés chez le rat (parfois chez l'homme).

Entre l'homme et le bacille de Yersin, se trouvent deux intermédiaires : la puce et le rat.

Mais tous les muridés ne sont pas réceptifs à la peste, et toutes les puces ne sont pas contaminables.

Certaines espèces de rats, seulement, sont sensibles à l'inoculation du bacille de Yersin. Certaines espèces de puces, seulement, peuvent également transmettre le bacille pesteux.

C'est cette différenciation schématique des races et des espèces de « rats » et de « puces » que nous allons aborder très succinctement, d'ailleurs : mais ces données sont indispensables à connaître pour pouvoir déterminer l'origine d'une épidémie, suivre son cours, son évolution et la prévenir ou la combattre efficacement.

CHAPITRE PREMIER

Les rats.

Les principales espèces de « rats » (ce mot étant pris dans son sens populaire), qui peuvent contracter la peste, et la propager, sont ceux que l'on désigne communément sous les noms de « *rat d'égout* » et de « *rat noir* ».

D'autres espèces peuvent être sensibles à la peste expérimentale, mais elles sont réfractaires à la peste spontanée : tel est le « *campagnol* ».

D'autres paraissent fort réceptives à la peste expérimentale et sont à peine sensibles à la peste spontanée : telles sont les « *souris grises* » et surtout les « *souris blanches* » (variété albinos de la *souris commune*, de même que le *rat blanc* est la variété albinos du *rat d'égout*).

Ces faits sont intéressants à retenir : les *rats d'égouts* et les *rats noirs* sont seuls sensibles spontanément à la peste ; les campagnols ne le sont pas ; les souris ne le sont guère.

On ne devra donc, pratiquement, en temps d'épidémie, n'examiner que les rats ; on éliminera les campagnols et les souris, à moins qu'il n'existe une mortalité inquiétante parmi ces dernières, mortalité d'ailleurs difficile à déceler, car ces petits animaux, très peureux, fuient la présence de l'homme, ne circulent le plus souvent que la nuit, et leurs cadavres abandonnés dans des endroits retirés, passent généralement inaperçus.

Il existe deux grandes espèces de rats (*Mus*) :

A) *Mus decumanus*.

B) *Mus rattus*.

Mus decumanus et *mus rattus sont les deux grands propagateurs de la peste bubonique*. Ils sont réceptifs tous deux, d'une façon sensiblement équivalente, au bacille de Yersin. La proportion plus élevée de rats pesteux appartenant à l'une ou à l'autre catégorie, que l'on relève dans une épizootie, en tel ou tel foyer, tient plus à la prépondérance numérique d'une de ces deux races en ce lieu, qu'à sa plus grande sensibilité vis-à-vis de la peste.

Les deux grandes espèces de rats propagatrices de la peste.

I. MUS RATTUS (L.)

dit : rat domestique, rat de grenier ou encore rat noir.

1° Longueur totale : 36 à 40 centimètres ;
2° Robe noire en dessus, grise en dessous Pieds, oreilles, queue et moustaches noirâtres ;
3° Oreilles plus longues que la moitié de la tête ;
4° Queue un peu plus longue que le tronc, mince même à sa base ;
5° Pas de membrane interdigitale.

Il existe une variété *alexandrinus* ou *leucogaster* qui présente une couleur à peu près identique à celle de *M. decumanus*, mais le dos cependant reste plus noir, le ventre plus blanc et les oreilles sont parfois rosées. Sa longueur est de 40 à 44 centimètres.

II. MUS DECUMANUS (Pall.)

dit : rat d'égout, rat de ville ou encore surmulot.

1° Longueur totale : 40 à 50 centimètres ;
2° Robe. gris fauve en dessus, grisâtre en dessous ;
3° Oreilles de la longueur du tiers de la tête ;
4° Queue un peu plus courte que le tronc, épaisse à sa base ;
5° Membrane interdigitale (réunissant les doigts à leur base).

Il existe une variété « noire » ou « nègre » (qu'il ne faut pas confondre avec *Mus Rattus)*, et une variété « albinos » : le rat blanc.

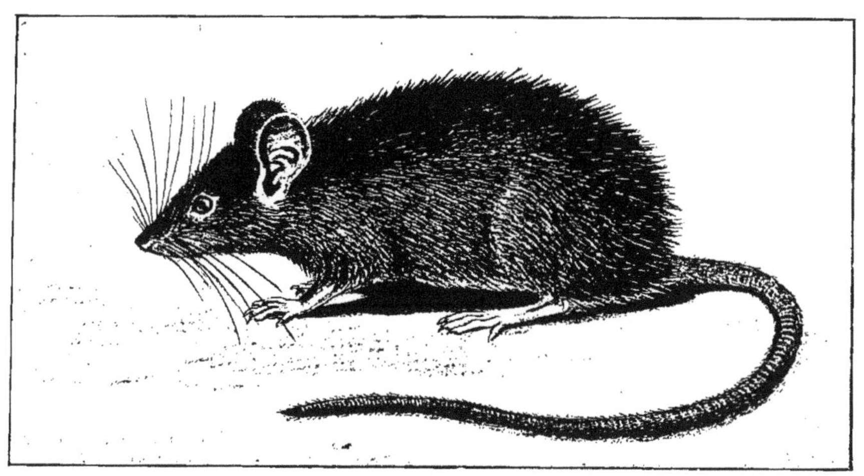

I. Mus Rattus.

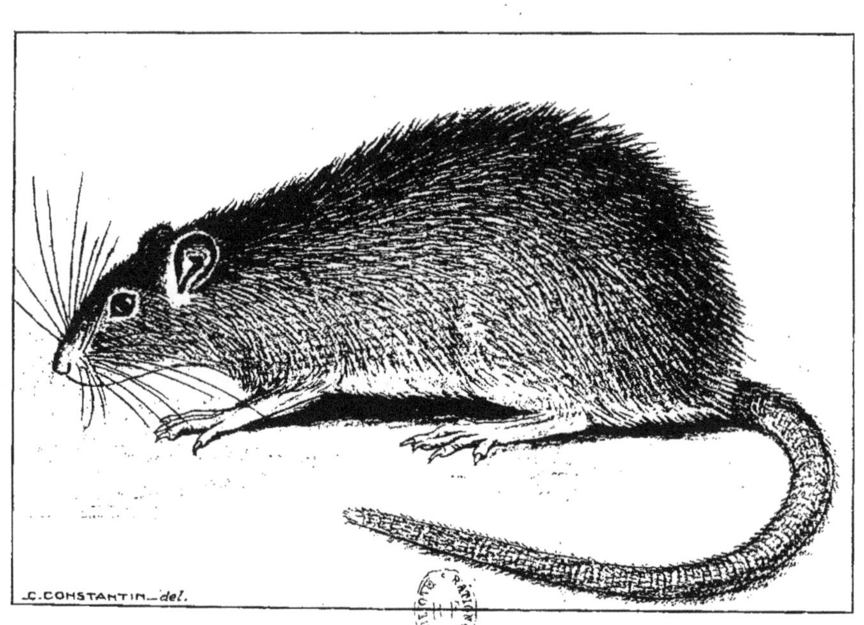

II. Mus Decumanus.

A) *Mus decumanus*, d'une façon générale, est beaucoup plus répandu que *mus rattus*. *Mus decumanus* est le plus grand, le plus fort et le plus terrible actuellement des rats européens. Il nous vient de l'Orient, ayant émigré des régions asiatiques à la suite de grandes famines, il y a de cela près de deux siècles, et a envahi tout l'Occident. Très prolifique (deux à trois portées par an, de 4 à 11 petits chacune), très résistant, il chasse peu à peu devant lui le rat noir.

On le trouve surtout dans les campagnes et dans les cités de l'intérieur; dans nos villes, il habite les parties inférieures, les sous-sols, les caves et les égouts. Le fait qu'il est très migrateur (sous l'influence d'une disette, d'une épizootie, de la peste en particulier, etc.), et susceptible de bien nager (pieds palmés), le rend redoutable comme propagateur d'une épizootie; il la transmet de maison en maison en creusant le sol, en passant dans les égouts, en se frayant un passage à travers les parois des habitations; il la dissémine de ville en ville par ses courses à travers les champs, s'arrêtant dans les villages qu'il contamine à leur tour; puis reprenant sa course dans les bois, les terres labourées, traversant à la nage les ruisseaux et même de larges rivières pour regagner d'autres cités.

B) *Mus rattus* est notre vieux rat d'Europe, le rat de grenier qu se tient surtout dans les étages supérieurs des habitations. Il vit plus en contact avec l'homme. Il est meilleur grimpeur et sauteur que *Mus decumanus*, mais l'absence de membranes interdigitales l'empêche de bien nager. Il prédomine dans nos ports, sur nos bateaux, le long des quais où s'amoncellent des stocks de marchandises alimentaires. On le rencontre également dans les champs, dans les campagnes.

Sa prolifération est également très grande puisque les femelles ont trois à quatre portées par an, chacune de 3 à 10 petits.

La variété *alexandrinus* est assez rare en France : elle préfère les climats plus chauds (Égypte, Italie, etc.).

On voit que très souvent les deux espèces présentent un certain nombre d'analogies dans leurs mœurs, leurs lieux d'habitats et leur nourriture ; pourtant elles ne se mélangent jamais. Chaque tribu peut avoir des moyens communs d'existence, des foyers identiques ; il n'empêche que chacune d'elles a sa vie propre, indépendante vis-à-vis des autres. Ceci a son importance dans l'éclosion, la propagation et la fin d'une épidémie.

Voici comment se développe assez souvent, par l'intermédiaire des rats, la peste dans un pays :

Un navire venant d'un pays d'Orient contaminé arrive dans un port. Avec sa cargaison de marchandises, de denrées alimentaires diverses, se sont glissés des rats noirs atteints de peste. Durant le trajet, quelques-uns sont morts, mais à fond de cale, en des coins obscurs et ces cadavres sont passés inaperçus.

Au moment du déchargement, des rats pesteux ont quitté le bateau ; ils ont succombé bientôt à l'atteinte de la maladie et leurs cadavres gisent sous des planches, sous des décombres, dans les halls des docks et les bâtiments du quai. De leurs cadavres refroidis, les parasites cutanés (puces) ont cherché un gîte nouveau ; ils l'ont trouvé chez les rats qui pullulent toujours dans ces régions, rats noirs et surtout rats gris. Voici donc des rats gris infectés; une réelle épizootie éclate parmi eux. Effrayés par la vue des cadavres de leurs congénères, la plupart émigrent, fuyant instinctivement le danger qui les menace. Ils se réfugient dans les égouts, les fossés, les caves des habitations et se rapprochent ainsi de la demeure de l'homme. Leurs cadavres, toujours par le même processus, contaminent à leur tour les rats noirs plus domestiques, plus proches encore de nous et qui ont élu domicile dans les greniers et dans les mille recoins des toîts de nos habitations. Nous sommes encerclés, pour ainsi dire, par les rats, hôtes de nos demeures, en haut par *Mus rattus*, en bas par *Mus decumanus*. Des cadavres de ceux-ci s'échappent les puces, parasites qui, ne trouvant plus d'autres rats à piquer, les uns étant morts, les autres ayant émigré, viennent sur l'homme.

Quelles sont ces sortes de puces? C'est leur étude que nous allons aborder brièvement.

CHAPITRE II

Les puces.

La peste est transmise par les puces. Le rat pesteux à la période d'acmé de la maladie, et mieux encore à la phase d'agonie, contient une quantité prodigieuse de bacilles de Yersin. Des numérations ont été faites ; il en ressort qu'en moyenne, 1 c3. de sang contient 100.000.000 de bacilles.

La puce qui pique ce rat malade, qui ingère un peu de son sang peut accumuler jusqu'à 5.000 germes dans sa cavité stomacale. Ces bacilles, ainsi transportés chez un nouvel hôte, et suivant l'espèce à laquelle il appartient, tantôt, comme dans les organes de *Pulex irritans*, y meurent rapidement, tantôt, comme dans les organes de *Pulex cheopis*, y prolifèrent activement. D'une façon générale, la survie du bacille de Yersin, dans le corps de la puce, [*Pulex cheopis*], est plus prolongée en temps d'épidémie qu'en période normale. En moyenne, elle est d'une dizaine de jours.

Ces bacilles ont généralement conservé leur pouvoir pathogène et, inoculés à d'autres animaux ou à l'homme, ils sont capables de les contaminer à leur tour.

La petite plaie que la puce fait par sa piqûre est suffisante pour permettre l'introduction de ces bacilles qui, sur la peau nue et saine, ne passeraient point dans l'organisme.

Les microbes pénètrent dans cette lésion minuscule, régurgités par l'insecte ou émis avec ses fécès qu'il évacue au fur et à mesure qu'il suce du sang nouveau.

Ainsi se transmet la peste, les puces la propageant d'un animal mort ou mourant à un animal sain. Mais une puce quelconque ne transmet pas la peste à un animal quelconque. Elles ont, en réalité, leur hôte déterminé, parfois même exclusif, spécifique pourrait-on dire. Chaque animal est parasité par une espèce déterminée de puces qui n'émigre que très exceptionnellement sur d'autres espèces. Ainsi la souris a pour parasite une puce qui ne pique pas l'homme et, chose plus curieuse, qui pique très rarement le rat.

Il s'ensuit que si certains animaux ne contractent jamais la peste, ce fait n'est pas seulement dû à leur immunité naturelle vis-à-vis du bacille pesteux, mais aussi, en partie, à ce qu'ils ne sont pas parasités par des puces pestifères.

Cependant hâtons-nous de dire que cette spécificité n'est pas absolue ; la puce de chien est, pour certains auteurs, identique à celle du chat ; et en dehors de ces hôtes ''vrais'' se trouvent des hôtes ''accidentels'' assez nombreux, parmi lesquels parfois l'homme et le rat.

Mais dans la pratique, nous ne devons pas nous arrêter à ces faits, précisément parce qu'ils sont accidentels. La détermination des diverses espèces et variétés de puces est sujette en outre à de fréquentes erreurs.

Mus decumanus et *Mus rattus* sont parasités tous deux par la même espèce de puces : *Pulex fasciatus.* Cet insecte est pestifère ; *il entretient la peste de rat à rat.* Il attaque rarement l'homme et ne semble offrir pour lui qu'un danger très limité.

La peste resterait ainsi localisée à une espèce animale si la spécificité du parasitisme était absolue ; mais certaines exceptions ont des répercussions très graves pour l'homme.

La puce que l'on désigne sous le nom de *Pulex cheopis* pique indifféremment le rat et l'homme ; elle passe indifféremment de l'un à l'autre. Elle peut faire des séries d'inoculations chez le rat, si elle se trouve dans un milieu *murin.* Elle fera des séries d'inoculations chez l'homme si elle ne trouve autour d'elle que des êtres *humains.* Ainsi s'expliquent ces épizooties chez le rat, découvertes par hasard, dans les endroits inhabités, et en dehors de tout cas de peste humaine. Ainsi s'expliquent également ces épidémies chez l'homme, dans les maisons très peuplées et d'où, du cadavre humain encore chaud, la puce se réfugie sur un autre être humain vivant (veillées des morts, etc.).

Ce sont ces espèces de puces, parasites indifférents de ces deux espèces animales, toutes deux également sensibles au bacille de Yersin, qui sont les plus dangereuses.

La puce humaine, *Pulex irritans*, inoffensive pour nous à cause de sa spécificité, lorsque la peste est seulement *murine*, devient à son tour dangereuse *lorsque la peste s'est propagée à l'homme.*

La spécificité des puces parasites du rat (*Pulex fasciatus*) et de l'homme (*Pulex irritans*) n'est cependant pas absolue.

Ces insectes peuvent passer, les uns chez l'homme, les autres chez les rats, mais c'est l'exception et ils y vivent fort mal puisqu'après 24 heures de contact avec leur hôte étranger, ces puces «déracinées» sont mortes, dans la proportion de 99 p. 100, et que chez les survivantes, les bacilles diminuent déjà, après ce laps de temps, dans une proportion formidable.

Quoique la puce « *cheopis* » puisse, par sa piqûre, inoculer à l'homme un grand nombre de bacilles virulents et que, théoriquement, une seule de ces lésions suffise pour produire l'infection, il en faut, pratiquement, pour contaminer un sujet, un assez grand nombre. Des expériences faites chez les cobayes (pourtant peut-être encore plus sensibles que l'homme à la peste), il faut compter sur une moyenne de 10 puces (mâles ou femelles) pour provoquer d'une façon certaine la maladie expérimentale. Rappellons, à ce propos, qu'en ce qui concerne le typhus exanthématique, la piqûre d'un seul pou infecté suffit pour contaminer l'homme.

La diminution du nombre de parasites chez le rat durant la période hivernale, leur recrudescence durant la période estivale (variations moyennes de 1 parasite en hiver pour 20 en été) explique en partie ces oscillations de torpidité et de reveil des épidémies suivant les saisons.

Les puces pondent en toute saison et plus particulièrement en été ; les œufs, au nombre de 1 à 5, tombent çà et là sur le corps de l'hôte ou sur le sol, dans des fentes de parquets, dans de vieux linges, des ordures, etc. ; ils sont alors abandonnés des femelles. Toutes les métamorphoses qui conduisent l'œuf à l'insecte parfait se font environ en un mois. D'une façon générale, la plupart des puces restent tout le temps de leur vie sur le corps de leur hôte qu'elles ne quittent jamais, même durant la ponte de l'œuf. Le plus souvent, il y a deux générations de puces, l'une l'hiver, l'autre l'été.

Pour se procurer des puces de rats, il est nécessaire d'avoir des rats vivants, car, comme nous l'avons déjà dit, sitôt le rat mort (parfois même à sa période d'agonie), les puces émigrent.

Les rats étant donc pris vivants, dans des nasses par exemple, on recouvre ces nasses d'un sac de toile que l'on ferme hermétiquement. Puis les pièges, ainsi clos, sont plongés dans une caisse métallique dans laquelle on fait brûler une mèche de soufre. Les vapeurs sulfureuses tuent simultanément rats et puces. On ouvre la caisse ; on secoue la nasse enveloppée de son sac ; les puces tombent au fond du sac ; on les recueille ; si quelques-unes restent adhérentes à la fourrure des animaux, on les en détache à l'aide d'un petit peigne métallique.

On doit toujours employer ce procédé si l'on a affaire à des rats vivants alors même que l'on n'aurait pas l'intention d'exa-miner leurs parasites ; il met l'homme à l'abri de toute conta-mination possible par ces insectes.

On peut remplacer le soufre par le chloroforme ou l'éther, mais ces produits sont coûteux et parfois dangereux à manier. Ils n'offrent aucune supériorité sur le précédent.

Les puces recueillies seraient souvent d'un examen difficile par suite de l'opacité totale de leur corps particulièrement accusée au niveau de l'abdomen plein de sang non digéré, si la différenciation des espèces ne se faisait principalement d'après la conformation du segment céphalique. Toutefois, si l'on voulait obtenir de belles préparations, il faudrait capturer les insectes vivants et les laisser à jeun.

Les puces sont plongées dans l'alcool absolu pendant 24 heures. Ainsi déshydratées, elles sont mises quelques heures dans le xylol, qui a la propriété de les rendre transparentes ; puis on les dépose dans la cupule d'une lame creuse ; on ajoute une goutte d'essence de girofle pour les rendre encore plus translucides, puis du baume de Canada ; on recouvre d'une lamelle et on laisse sécher à l'étuve la préparation.

On peut faire un examen rapide en posant simplement l'insecte sur une lame et en le baignant dans une goutte d'huile de cèdre (sans recouvrir par une lamelle).

L'examen se fait avec un objectif à sec (4 ou 5).

L'attention est attirée par des « épines » ou « soies », les unes grêles, disposées sans ordre apparent, les autres fortes, groupées en forme de collerettes ou de « peignes ».

On recherchera :

1° Peigne au niveau du cou (peigne pro-thoracique) et en cas positif : peigne au-dessus de la bouche (peigne péri-oral). D'où classification des puces en :

Puces pectinées [avec peignes] ou puces non pectinées [sans peignes] ;

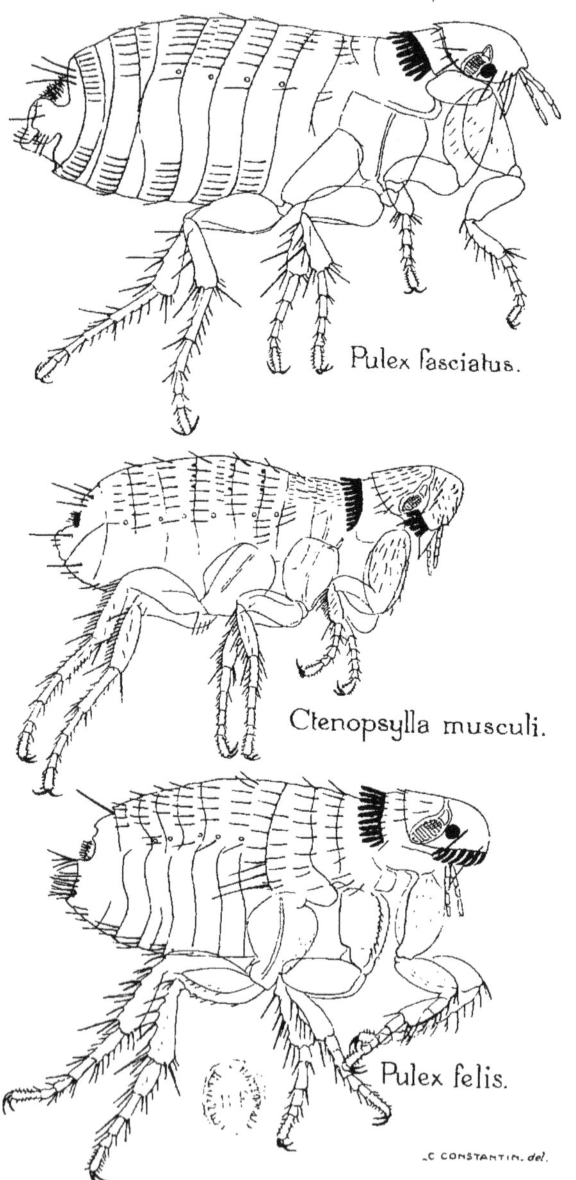

Puces pectinées.

Caractères différentiels des principales espèces de puces.

PUCES PECTINÉES

Peigne pro-thoracique

Pulex fasciatus, puce du rat.

9 épines de chaque côté.
3 soies anti-pygidiales dont l'une très développée.

Peignes pro-thoracique et péri-oral

A) *Ctenopsylla musculi*, puce de la souris.

Œil atrophié. Tête angulaire.
Peigne pro-thoracique : 11 épines de chaque côté.
   — peri-oral : 4 épines de chaque côté.

B) *Pulex felis*, puce du chat et *Pulex canis* ou *serraticeps*, puce du chien.

Œil normal.
Peigne pro-thoracique : 9 épines de chaque côté.
   — peri-oral : 8 épines de chaque côté.

PUCES NON PECTINÉES

I. — *Pulex cheopis*, puce du rat et de l'homme.

    Dimension petite. Couleur claire.
    1 soie devant et barrant l'œil.
      — au niveau des mandibules.
    Soies à la partie postérieure de la tête et groupées en V.
    Soie anti-pygidiale grande.
    Griffes petites.

II. — *Pulex irritans*, puce de l'homme.

    Dimension grande. Couleur sombre.
    1 soie au-dessous de l'œil.
      — en arrière de l'œil.
    Soie anti-pygidiale petite.
    Griffes grandes.

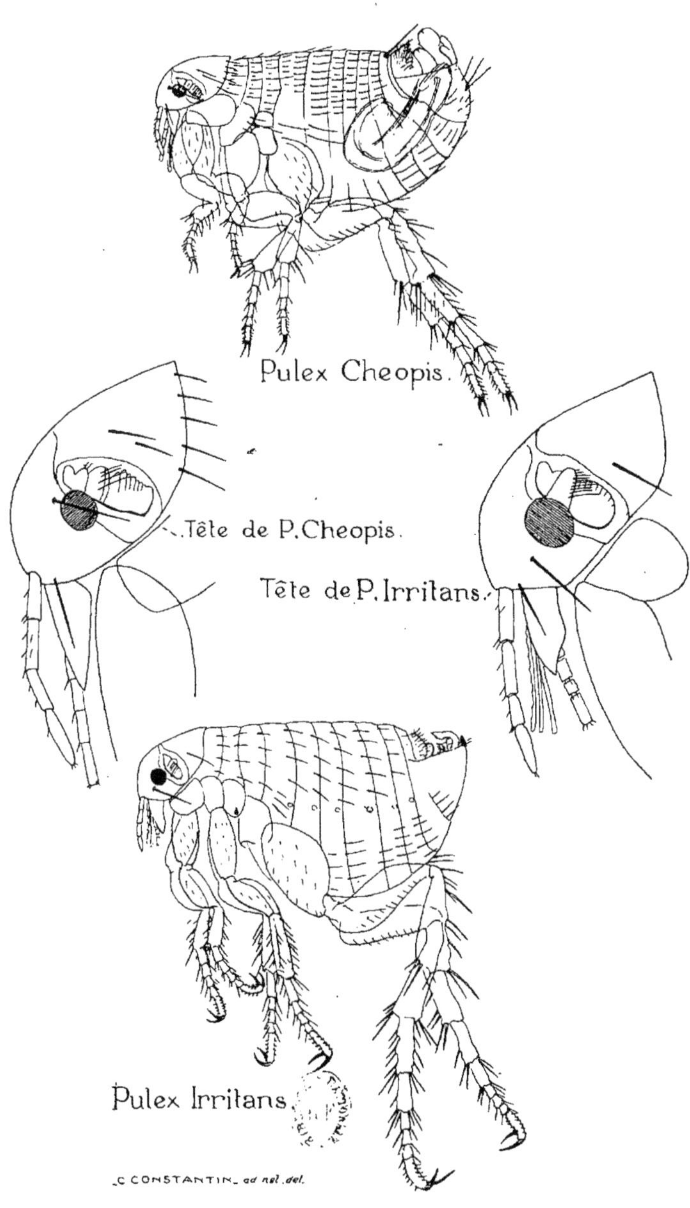

Puces non pectinées.

2° Conformation de l'œil (normal ou atrophié) ;
3° Situation des soies de la tête :

Leur disposition par rapport à l'œil (en avant ou au-dessous)
Leur disposition en arrière de la tête ;
4° Dimensions de la soie ante-pygidiale.

Il est très facile de différencier les *puces pectinées* des *puces non pectinées*. Le diagnostic des diverses espèces de ces deux groupes est plus délicat.

La différenciation entre *Pulex irritans* et *Pulex cheopis* est important, puisque la peste se transmet du rat à l'homme par l'intermédiaire de cette dernière et que c'est là le grand mode de transmission de la peste bubonique. La propagation de la peste de l'homme à l'homme par *Pulex irritans* est beaucoup plus rare par ce fait que, comme nous l'avons vu précédemment, le nombre des bacilles circulant dans l'organisme humain pesteux est relativement peu abondant et ne se fait que dans certaines conditions.

En outre, les bacilles pesteux vivent beaucoup plus nombreux et plus longuement dans l'organisme de *Pulex cheopis* que dans celui de *Pulex irritans* et de *Pulex fasciatus*.

Disons un mot de ces deux grandes espèces de puces : *Pulex irritans* et *Pulex cheopis*.

Pulex irritans est disséminée dans le monde entier. On la trouve en abondance dans la saison estivale sous les climats tempérés et inversement durant les périodes les moins chaudes sous les climats tropicaux. Elle disparaît généralement pendant la période estivale de ces zônes, laissant la place à *Pulex cheopis*.

L'homme est son hôte normal. Accessoirement, tout-à-fait transitoirement, on peut la rencontrer chez les animaux domestiques (chats, lapins, chevaux, poulets et parfois même rats).

Pulex cheopis a été isolée pour la première fois par Taschenberg (1880) sur un *rat de Pharaon*. mangouste d'Égypte et l'un des plus terribles ennemis des rat ; il l'appela *Pulex pallidus* pour la distinguer de *Pulex irritans* de coloration plus sombre. Rotschild la dénomma *Pulex cheopis* évoquant ainsi la terre d'Égypte sur laquelle ce parasite avait été rencontré pour la première fois.

Elle est désignée parfois sous le nom de *Loemopsylla*, la puce de la peste (λοιμος peste-ψυλλα puce). Quelques auteurs l'ont décrite sous les noms de *Pulex murinus* et de *Pulex philippinensis*.

Dans les épizooties murines, on la rencontre généralement en quantité considérable, Elle constitue parfois 90 p. 100 du chiffre total des puces (10 p. 100 étant formé par *Pulex fasciatus* ou autres espèces).

Rappelons que c'est avec des exemplaires de *Pulex cheopis* que la Commission anglaise dans les Indes a exécuté les expériences décisives sur la transmission de la peste.

Pulex cheopis se rencontre plus fréquemment dans les pays chauds (Indes, Amérique du Sud, Afrique, etc.). On la trouve dans le bassin de la Méditerrannée (Égypte, Turquie, Italie, etc.) et dans les ports occidentaux en relation avec les pays chauds (en France : Marseille, etc., en Angleterre : Plymouth, etc.)

On a prétendu que, insecte des pays chauds, elle ne pouvait s'acclimater (vivre et se reproduire) dans les pays tempérés. Nous l'avons cependant trouvée en proportion importante à Paris sur des *Mus decumanus* et cela durant même tout le cours de la saison froide.

CHAPITRE III

Le bacille de la peste.

MORPHOLOGIE

Le *bacille de Yersin* se présente sous la forme d'un *cocco-bacille*, renflé en son milieu, arrondi à ses extrémités. Il est immobile. Il ne possède pas de spores.

Dans les frottis d'organes frais, cette forme ovoïde est particulièrement nette ; très souvent, et de préférence parmi les éléments allongés, on remarque que la région centrale du microbe est occupée par une vacuole, d'où son aspect en " navette " caractéristique.

Dans les frottis d'organes putréfiés, les formes d'involution sont nombreuses et reconnaissables par leurs grandes dimensions, leur contour flou, leur aspect étrangement varié (haltères, spatules, levûres, etc.).

Sur milieux de culture solides, on retrouve l'aspect cocco-bacillaire des frottis d'organes, mais les vacuoles centrales font défaut. Les éléments sont isolés ou réunis deux par deux.

Dans les milieux liquides, les " navettes " sont également absentes ; les cocco-bacilles sont réunis les uns aux autres formant de petites chaînettes de 4 à 5 éléments. Parfois, ces streptobacilles s'étendent démesurément, constituant des filaments de 20 à 30 éléments, ou davantage.

Ainsi que dans les frottis d'organes putréfiés, on peut rencontrer dans les vieilles cultures des formes d'involution. On peut les faire apparaître d'emblée en utilisant les milieux usuels additionnés de 3 à 5 p. 100 de sel marin ; ce fait est intéressant et présente une assez grande valeur diagnostique.

COLORATION

Le bacille de la peste se colore aisément par toutes les couleurs basiques d'aniline, mais, d'une façon générale, plus légèrement que la plupart des bacteries de la putréfaction : de sorte que dans des frottis d'organes putréfiés il sera assez aisé de le différencier des microbes voisins. Dans les formes en navette, la vacuole reste incolore ou est à peine teintée.

Il est parfois malaisé de mettre cette vacuole en évidence, soit qu'on ait surcoloré, ou inversement sous-coloré la préparation. On obtiendra de belles colorations avec le *bleu de Méthylène* ou avec la *thionine phéniquée*.

D'une façon générale, on ne, devra pas laisser le colorant en contact plus d'une demi-minute. Si l'on à recours au *bleu de Méthylène*, on utilisera des solutions alcalines (*bleu Borrel, bleu d'Unna*, etc.), sinon les préparations de frottis d'organes (rate particulièrement) prennent une teinture verte permettant mal la différenciation des divers éléments microbiens.

Il ne reste pas coloré par la méthode de Gram.

Cultures

La température optima du développement du bacille de la peste est 30°. Il croît déjà bien à 10° pour atteindre son plein développement à une température nettement inférieure à celle de la plupart des autres bacteries pathogènes. A 37°, en effet, la croissance est ralentie, et les cultures sont chétives.

Deux milieux de cultures sont principalement à employer :

Gélose. — Le milieu solidifié par la gélose doit être très nutritif : peptone de panse de porc ou bouillon peptoné (peptone Defresne). Après 24 heures d'étuve, à 30°, les colonies du bacille de Yersin se présentent sous l'aspect de points translucides à peine visibles à l'œil nu. Après 48 heures, elles atteignent la grosseur d'une tête d'épingle. On peut affirmer que toute colonie qui, après 24 heures d'étuve est très développée, n'est pas constituée par des bacilles pesteux.

Les colonies du bacille de la peste n'offrent sur gélose aucun caractère morphologique intéressant. Le seul trait particulier est la lenteur même avec laquelle elles se développent.

Ce fait a la même importance, dans son genre, que la rapidité de croissance, à 37°, des colonies du bacille de la diphtérie, sur milieu de bœuf coagulé.

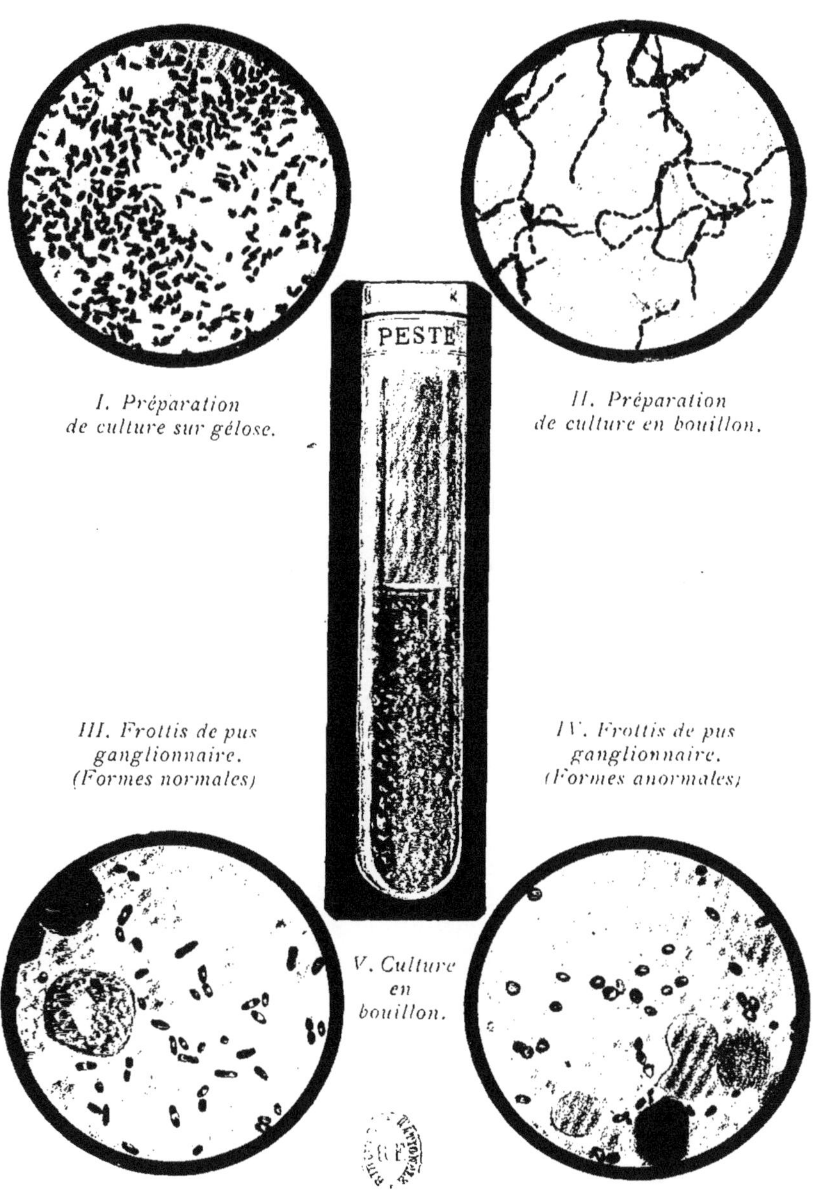

I. *Préparation*
de culture sur gélose.

II. *Préparation*
de culture en bouillon.

III. *Frottis de pus*
ganglionnaire.
(Formes normales)

IV. *Frottis de pus*
ganglionnaire.
(Formes anormales)

V. *Culture*
en
bouillon.

Le Bacille de Yersin.

Bouillon. — En bouillon, le bacille de la peste se développe avec des caractères particuliers :

Dans toute la masse du milieu, flottent de nombreux flocons denses et blancs. Cet aspect est assez caractéristique et les quelques très rares espèces microbiennes qui donnent un aspect analogue présentent, par ailleurs, tant de signes différents que ce caractère conserve toute sa valeur.

Dans les cultures anciennes, on voit un léger voile à la surface, et un dépôt abondant dans le fond du tube.

Accessoirement, nous citerons comme milieux :

— *Gélatine* : n'est pas liquéfiée ;
— *Lait* : pas de coagulation ;
— *Pomme de terre* : n'est pas un milieu réellement nutritif pour le bacille de Yercin (cultures très chétives).

Vitalité

Le bacille de la peste conserve plusieurs mois sa vitalité dans les milieux de culture usuels (bouillon, gélose inclinée ou en culot). Il suffit, pour maintenir vivantes les souches de bacilles, de les réensemencer tous les trois mois environ et de les garder à l'obscurité, à la température du laboratoire.

Lorsqu'il s'agit de faire parvenir dans une localité éloignée une culture vivante de bacilles de Yersin, on devra prendre certaines précautions : ensemencer le milieu en piqûre, en culot profond de gélose. Sceller le tube au chalumeau. Le mettre dans un cylindre métallique. Placer ce cylindre dans une boîte en bois. Entre les tubes de verre et de métal, intercaler de la sciure de bois imbibée de formol qui a la propriété, en cas de bris du tube, de détruire la vitalité des germes pathogènes.

Le bacille de la peste est très sensible à l'action des antiseptiques. Tous ces produits le tuent à des concentrations faibles (sublimé à 1 p. 1.000, acide phénique à 1 p. 100, etc.).

L'eau bouillante le détruit presque instantanément (cultures liquides ou émulsions).

L'eau à 60° le détruit en une demi-heure (cultures liquides ou émulsions).

Dans les organes, la résistance du bacille de Yersin est beaucoup plus grande. On peut admettre en moyenne :

Persistance de la vitalité.
- 8 jours dans les organes de rats (même putréfiés) à la température de 30°.
- 15 jours dans les organes de rats (même putréfiés) à la température de 15°.
- 2 à 3 mois dans les organes de rats (même putréhés) à la glacière.

Le fait important à retenir est qu'un animal pesteux mort depuis quelques jours, contient encore des bacilles vivants dans ses organes (foie, rate).

Virulence

Les bacilles pesteux des rats sont toujours virulents au moment où ils sont prélevés de l'organisme. Donc tout animal rèceptif sain, inoculé avec un organe contenant des bacilles pesteux, doit contracter la peste.

Dans les cultures artificielles, tantôt la virulence persiste, tantôt elle diminue, et très rapidement, sans qu'on puisse en découvrir la cause. Cette atténuation spontanée paraît inhérente à l'origine même des échantillons.

Quoiqu'il en soit, jamais la virulence ne se perd totalement.

Inoculations

Les inoculations du bacille de la peste doivent se faire avec des cultures fraîches (de 24 heures à 30°) sur boîtes de gélose. Les cultures âgées de quelques jours seulement, sont généralement moins virulentes

On les émulsionne dans du bouillon ou dans le sérum physiologique.

Une simple piqûre des téguments ou une seule goutte inoculée sous la peau, avec cette émulsion, à des souris, des rats ou des cobayes, suffit à les tuer.

L'inoculation cutanée ést extrêmement sévère : l'injection sous-cutanée de sérum anti-pesteux faite en même temps que l'injection microbienne n'arrive pas, chez le cobaye, à entraver le cours de la maladie ; par contre, si l'inoculation microbienne a été faite

par voie sous-cutanée, l'injection concommitante de sérum arrête
l'évolution de la maladie ou même la fait avorter.

Une goutte de culture de bacille pesteux, sur la conjonctive,
suffit également à tuer l'animal (souris, rat, cobaye).

Donc, d'une facon générale, s'en tenir à l'inoculation cutanée :
frotter très légèrement, à l'aide d'une pince, avec une petite boule
d'ouate imbibée de culture, le dos préalablement épilé d'un rat
blanc ou d'un cobaye.

L'animal inoculé meurt. Ses organes, le foie et la rate, contien-
nent une quantité prodigieuse de bacilles de la peste que la coloration des frottis, faite suivant la méthode habituelle, mettra en
évidence.

Le sang du cœur est également très riche en bacilles. On l'en-
semencera sur gélose : pour ce faire, la surface du cœur, mise à nu,
est stérilisée par l'application d'un fer porté au rouge. A l'aide
d'une pipette, on aspire une goutte de sang qu'on laisse tomber
dans l'eau de condensation d'un tube de gélose; avec une anse de
platine on prélève un peu de cette dilution et on frotte, sans la
charger à nouveau, la surface de ce premier tube puis celle de
deux autres tubes. Les colonies que l'on obtient sont ainsi nettement isolées à la surface du dernier tube.

AGGLUTINATION

Le diagnostic du bacille de la peste se fait par ses caractères
morphologiques, ses aspects culturaux et ses propriétés pathogènes.
Les phénomènes humoraux sont en général toujours faibles, trop
incertains ou trop délicats à reproduire pour qu'on puisse en tenir
compte dans la diagnose du bacille de Yersin.

La recherche de l'agglutination du bacille de la peste par le
sérum spécifique anti-pesteux (de l'Institut Pasteur) est en effet
vaine, parce que :

1° L'agglutination ne se fait qu'à un taux extrêmement faible;
2° L'agglutination est excessivement légère avec un bacille
récemment isolé d'un organisme animal.

La recherche de la fixation du complément n'est pas, actuellement, d'une réalisation pratique.

Diagnostic différentiel

Le bacille de Yersin peut être confondu avec diverses autres bactéries, mais plus particulièrement avec :

1° *Le microbe de la pseudo-tuberculose des rongeurs.*

Ce microbe présente le même aspect morphologique que celui de la peste : cocco-bacilles, tantôt pleins, tantôt vacuolés à leur centre (formes en navettes).

Les cultures sur gélose sont analogues. Les cultures sur bouillon (gros flocons blancs) sont de même assez semblables à celles produites par le bacille de Yersin.

Mais le résultat des inoculations est différent : Les organes, et particulièrement le foie et la rate, présentent des lésions granuleuses offrant l'aspect de celles produites dans les cas de tuberculose.

En outre, et c'est là le point essentiel : la pseudo-tuberculose des rongeurs attaque le lapin, le lièvre et le cobaye. Elle n'attaque jamais le rat, absolument réfractaire à cette affection.

2° Le *pneumobacille de Friedlander.*

Ce microbe est morphologiquement identique à celui de la peste lorsqu'on examine des frottis d'organes et de cultures sur gélose.

Mais il s'en éloigne par ses caractères de culture artificielle : Le pneumobacille pousse avec une facilité, une rapidité et une abondance extraordinaires. Dans le bouillon, le trouble qu'il produit est accentué, le milieu devient visqueux ; sur gélose, les colonies sont surélevées, blanc porcelaine, luxuriantes. Si le milieu est sucré, il s'y manifeste une fermentation très vive.

Ce bacille, ayant, après la mort, émigré du contenu intestinal, où il se trouve en abondance, se rencontre toujours dans les frottis d'organes de rats pesteux putréfiés.

3° Les *bacilles paratyphiques B.*

Ces microbes offrent souvent le même aspect sur les frottis d'organes que celui présenté par le bacille de la peste : formes ovoides pleines ou avec vacuoles centrales.

Mais la différenciation se fera par l'examen des cultures : Sur gélose, le développement est rapide à 3o°, et en bouillon, on obtient une culture homogène, avec ondes moirées, léger voile, mais jamais de flocons.

Enfin, et c'est là le caractère différentiel absolu : les *bacilles paratyphiques B sont mobiles.*

Un autre signe différentiel important est le caractère pathogène du bacille paratyphique B vis-à-vis des rats et des souris et l'absence de virulence vis-à-vis du cobaye. Très souvent, on sera amené à faire cette différenciation, car dans les organes de rats examinés, on trouvera du bacille typhique murin (*B. typhi murium* de Löffler), variété du bacille paratyphique B et dont on fait un grand emploi actuellement pour la destruction systématique des rats.

Le bacille typhique murin et les types voisins (virus de Danysz, etc.) sont très pathogènes et quel que soit le mode d'inoculation employé. Si les bacilles proviennent d'une culture toute récente, ils peuvent, même ingérés en faible quantité, tuer, dans une proportion élevée les rats et les souris, à l'exclusion d'ailleurs des autres animaux.

ASSOCIATIONS MICROBIENNES

Le bacille de la peste peut être associé aux bactéries précédentes ou à d'autres microbes très différents : tel est le cas dans les organes putréfiés. En cette occurence, l'inoculation au rat blanc est le seul procédé pour isoler le bacille pesteux de la flore concommitante. Cette méthode n'a d'ailleurs rien d'absolu. Certains microbes passent à travers les téguments en même temps que le bacille de Yersin ; mais généralement, les lésions qu'ils provoquent dans l'organisme et la mort qui s'ensuit sont plus lentes à apparaître (*Trypanosomes, Spirochètes de la fièvre ictéro-hémorragique, bacilles de la lèpre, microbes de la pseudo-tuberculose des rongeurs, etc.*).

CHAPITRE IV

Diagnostic de la peste chez le rat.

Le *diagnostic de la peste murine* se fait :

1° Par l'examen macroscopique du cadavre ;
2° Par l'examen microscopique des frottis d'organes ;
3° Par l'examen des milieux de culture ensemencés avec des organes ;
4° Par l'examen des animaux inoculés avec des fragments d'organes.

Seul, l'isolement du bacille pesteux, puis l'étude de ses caractères morphologiques, culturaux, humoraux, pathogènes, permet de poser un diagnostic absolu.

Les examens macroscopique et microscopique des lésions d'un rat contaminé n'ont pas une valeur certaine : l'aspect des organes d'un rat pesteux n'est pas spécifique de la peste ; l'aspect d'un frottis d'organes de rat pesteux n'est pas exclusif au bacille de la peste. D'autres affections, d'autres microbes peuvent simuler la peste et son bacille ; les affections dues au *bacille paratyphique B*, aux *pasteurelloses*, au *pneumo-bacille*, simulent parfois à s'y méprendre la peste. Inversement, des rats ne présentant aucune lésion macroscopique, n'offrant à l'examen microscopique aucun germe suspect, peuvent être pesteux.

Les cultures même peuvent être négatives et l'animal cependant être pesteux.

Seule, l'inoculation permet de déceler la peste, dans 99 p. 100 des cas chez les rats dont la mort est récente, et dans 90 p. 100 des cas chez les rats en putréfaction.

Lorsque la peste murine est relativement peu développée, ou lorsqu'elle touche à sa fin, la méthode des inoculations doit toujours être employée, à l'exclusion des autres méthodes.

A l'acmé des grandes épizooties, la méthode microscopique ou celle des frottis peuvent indifféremment à elles seules suffire ; les erreurs qu'elles comportent sont contrebalancées par le nombre et la rapidité des examens et le pourcentage encore satisfaisant des résultats positifs.

Le pourcentage des rats pesteux relevé dans une région où est signalé de la peste humaine est d'ailleurs extrêmement variable (2 p. 100 à 1 p. 1000) dépendant de l'intensité de l'épidémie, de sa forme clinique, du pays contaminé, de la saison, du nombre de rats, de leurs parasites, etc. etc.

I. — Caractères anatomo-pathologiques macroscopiques

Voici les lésions macroscopiques que l'on rencontre chez le rat pesteux typique :

1° Bubon ;

2° Foie granuleux ;

3° Hémorragies sous-cutanées et organiques ;

4° Épanchement pleural.

Chez le cadavre putréfié, les mêmes signes persistent. Le bubon seul, peut, dans certains cas, avoir plus ou moins disparu.

Tous les autres caractères : augmentation de volume du foie, congestion de la rate, décrits par certains auteurs, n'ont aucune valeur. Il en est de même de la congestion des poumons, de celle des reins, etc... Peut-être pourrait-on attacher un peu plus d'importance à la diminution de consistance normale de la rate.

Il est rare que les quatre signes principaux coexistent. Nous les avons cités par ordre, non de fréquence mais d'importance. D'une façon générale, les lésions seront d'autant plus prononcées que l'évolution de la maladie fut plus lente, l'agonie plus prolongée.

1° Le bubon primitif est le plus généralement cervical (75 p. 100 des cas). Il est nécessaire de débrider largement les téguments pour le bien voir. Puis viennent en second lieu les bubons axillaires (15 p. 100) dont la découverte nécessite le sectionnement des muscles de la région. Puis les bubons inguinaux (7 p. 100) et enfin les bubons abdominaux, retro-péritonéaux (3 p. 100).

Dans les trois quarts des cas, le bubon est unique ; dans les trois quarts des cas, le bubon est cervical ;

2° Le foie pesteux donne l'impression d'un organe consistant, bien modelé, en cire ; il est pâle ou plus exactement pommelé, comprenant de nombreux points blanchâtres reposant sur un fond rougeâtre. Il semble, a-t-on dit très justement, qu'on ait saupoudré sa surface de poivre gris pulvérisé. Ces lésions de dégénérescence graisseuse sont tantôt généralisées, tantôt localisées à un lobe ou à un fragment de lobe;

3° Les hémorragies sont généralement prononcées. Toujours, lors de l'examen du tissu cellulaire sous-cutané, et souvent lors de celui du péritoine, l'attention de l'observateur est attirée par des suffusions sanguines, ou tout au moins par un aspect très congestionné de ces régions;

4° L'épanchement pleural est généralement abondant. Il est clair. Dans de très rares cas, il est hémorragique. Fait à noter, cet épanchement ne coexiste pas avec des lésions pulmonaires.

Souvent les animaux, surtout à la fin d'une épidémie, ne présentent plus les lésions de peste aiguë. On rencontre des cas de *peste chronique*, compatibles avec une longue survie et caractérisés par des abcès purulents renfermant en abondance des bacilles de la peste, et ceci à l'exclusion de tous les organes sains.

Ces abcès sont situés, tantôt dans les viscères (reins et mésentère), tantôt dans les ganglions (sous-maxillaires, principalement).

Les cas de peste chronique rencontrés dans une épizootie sont très variables. Le pourcentage, parmi les rats pesteux vrais, varie de 1 p. 10.000 à 1 p 4. On ignore absolument la cause de leur production et de ses variations.

II. — Examen des frottis d'organes

Les bacilles pesteux se trouvent, par ordre d'importance :

1° Dans les ganglions (99 p. 100 des cas);
2° Dans la rate (90 p. 100);
3° Dans le foie (85 p. 100).

Prendre un fragment d'un de ces organes, ou mieux, pour augmenter les chances de réussite, de deux ou même de trois. Faire un frottis très léger, directement avec l'organe. On peut utiliser une même lame pour faire deux frottis, en se servant d'une moitié de lame pour chaque organe. Fixer à la chaleur. Colorer.

Généralement dans les cas de frottis positifs, les bacilles pesteux sont en extrême abondance. Parfois, ils sont isolés, rares,

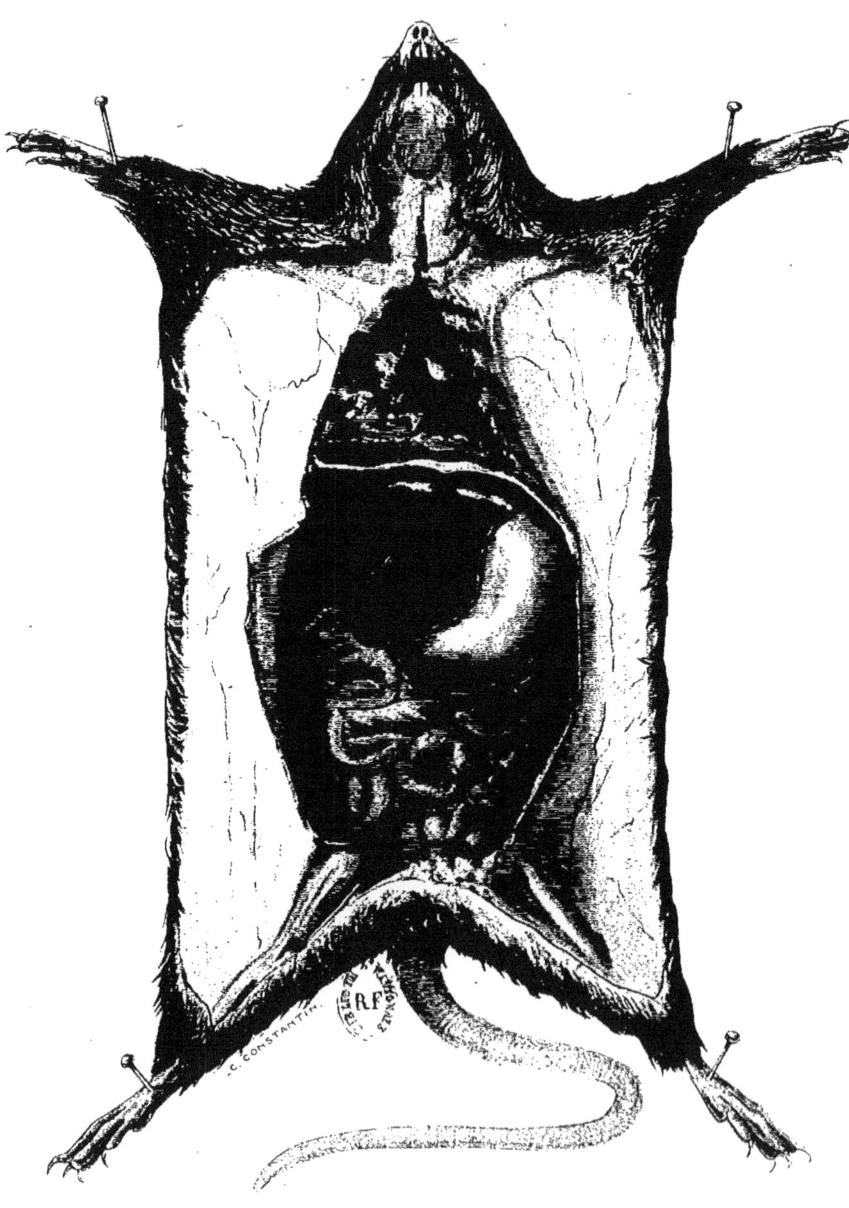

Organes d'un rat normal.

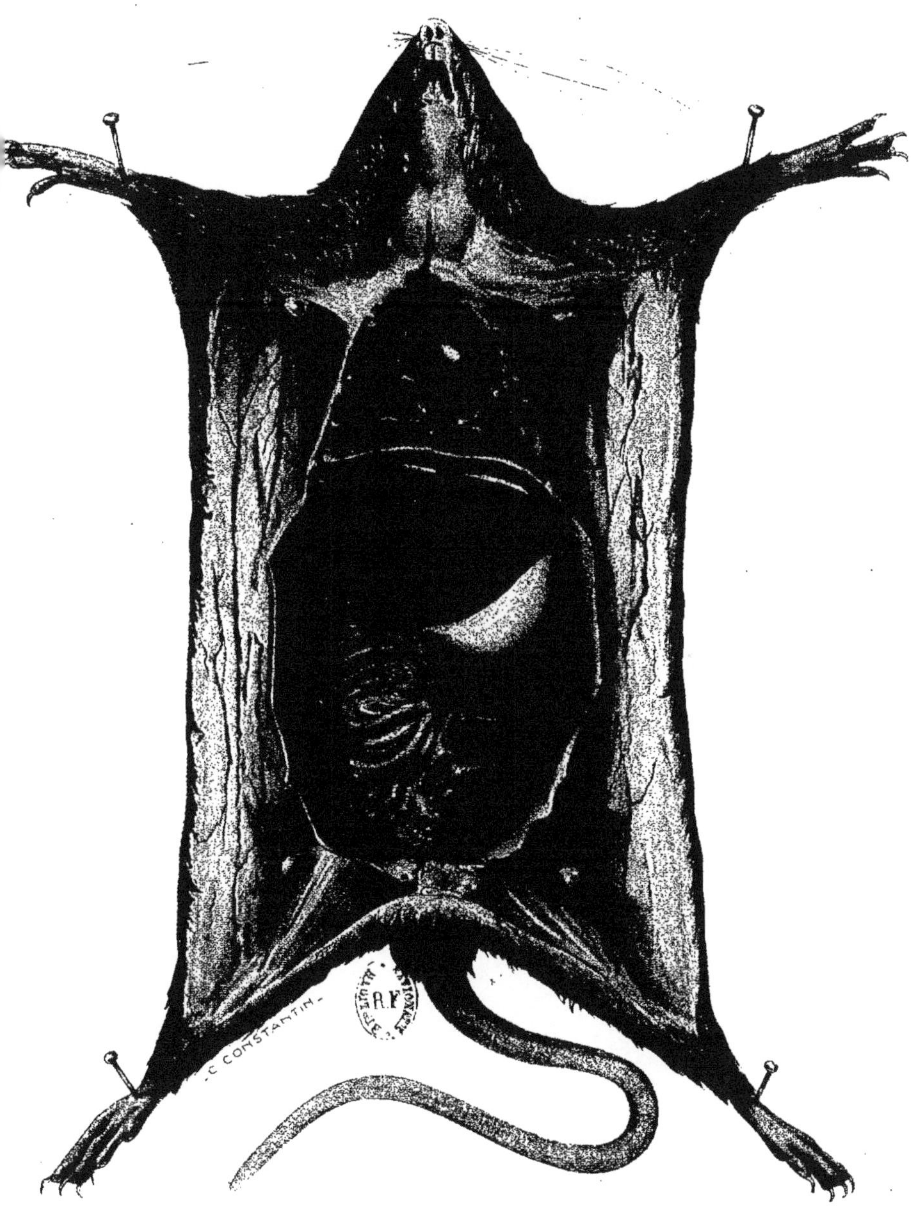

Organes d'un rat pesteux.

demandant à être recherchés avec soin. Enfin, il peut se faire que, même présents, ils échappent à toute investigation. Il y aurait avantage, en cette occurence, lorsque tous les autres signes ·sont en faveur de la peste, à réexaminer à nouveau le cadavre 12 à 24 heures après, le bacille de la peste continuant assez fréquemment à se développer dans ces organes laissés à 30°.

Les formes anormales que l'on rencontre dans les tissus putréfiés se trouvent principalement :

1° Dans les bubons (50 p. 100 des cas) ;
2° Plus rarement dans la rate (10 p. 100) ;
3° Jamais dans le sang (0 p. 100).

III. — Caractères culturaux

(Voir Ch. III. — Le bacille pesteux).

IV. — Inoculations de produits pesteux

Prendre comme animal d'inoculation le *cobaye* ou le *rat blanc*. Ne pas employer la souris, très sensible au pneumocoque et qui, par conséquent, avec des produits organiques putréfiés, et principalement des exudats pleurétiques contenant fréquemment des pneumocoques, pourrait succomber avant que n'apparussent dans son organisme des bacilles pesteux.

Rejeter les rats sauvages (*Mus decumanus* ou *Mus rattus*) qui peuvent avoir une certaine immunité consécutive à une atteinte pesteuse antérieure et légère.

Choisir de préférence le *rat blanc*, supérieur au *cobaye* (d'ailleurs un peu moins sensible) en raison de son prix beaucoup moins élevé et de la facilité de son entretien.

Par contre, se rappeler que la puce de l'homme (*Pulex irritans*) peut transitoirement parasiter le rat, et inversement, qué certaines puces de rats (*Pulex cheopis*) peuvent parasiter l'homme.

On peut obvier au danger que présente ce parasitisme en mettant les animaux d'expérience dans des bocaux profonds, en verre (25 à 30 cent. de hauteur) et dont les puces ne peuvent s'évader ; recouvrir le bocal d'un simple grillage métallique.

Maintenir à une température très douce la pièce dans laquelle on conserve ces animaux; les rats blancs sont frileux et susceptibles de contracter aisément des affections pulmonaires mortelles.

L'animal à inoculer ne doit pas être endormi. L'anesthésie par le chloroforme est généralement suivie de mort, et celle par l'éther, la seule à employer, est encore assez périlleuse, même lorsqu'on n'utilise que des doses qui ne provoquent qu'une anesthésie partielle.

On utilisera comme mode d'inoculation la voie cutanée. Cette méthode de transmission de la peste est très efficace, et elle offre, en outre, l'avantage sur tout autre, de mettre l'animal à l'abri des infections aiguës par les germes divers qui abondent dans les organes putréfiés et qui y sont toujours associés au bacille pesteux.

Le seul bacille pesteux passe généralement dans les téguments et prolifère dans l'organisme.

Voici comment on peut procéder, pour faire cette inoculation:

Saisir l'animal au moyen de deux pinces à forci-pressure, l'une appliquée à la nuque, l'autre à la queue; le maintenir immobile. Le faire épiler à la main, au niveau du dos. N'ajouter ni eau, ni savon, ni antiseptique : la surface d'inoculation est prête.

D'autre part, on a broyé, dans un petit mortier, des fragments de rate, de foie et de ganglions d'un rat suspect. Le broyage est facilité par l'addition d'un peu de sable stérile et de quelques gouttes de bouillon. Avec une petite spatule flexible (spatule de peintre), on applique sur la peau nue de l'animal cette bouillie, en frottant légèrement. Le sable a la propriété de provoquer de petites excoriations qui facilitent la pénétration du bacille dans l'organisme; le bouillon retardera la dessication de ce frottis.

L'animal est remis dans le bocal que l'on étiquette pour indiquer la date d'inoculation, le lieu où on a capturé le rat suspect, etc.

La mort, dans les cas de contamination pesteuse, doit survenir dans les 4 à 5 jours. Après 10 jours de survie tuer l'animal afin de constater s'il ne présente pas des lésions de peste chronique.

Lorsqu'on a à inoculer un grand nombre d'organes, ce qui nécessairement demanderait un grand nombre d'animaux, on procédera d'une façon économique et pourtant encore sûre, en utilisant un même rat blanc pour 10 ou 20 examens de rats suspects.

A cet effet, on broyera des fragments d'organes appartenant à 20 rats différents dans le même mortier et on frottera avec ce mélange la région dorsale d'un rat blanc. On aura soin de raser une très grande surface. Si l'un de ces rats est contaminé, l'animal prendra encore la peste, car les bacilles pesteux arrivent à tuer le rat, même lorsqu'ils sont inoculés à l'unité.

Si le mélange à inoculer est putréfié, on peut encore, par cette méthode, avoir des résultats positifs.

A l'autopsie, les lésions rencontrées seront bien différentes de celles que présente le rat mort naturellement de la peste. Dans les cas de peste expérimentale, les lésions, très riches en bacilles pesteux, sont, d'une façon générale, peu accentuées : ganglions tuméfiés légèrement, foie et rate simplement congestionnés. Jamais on ne note d'exsudat pleurétique.

L'autopsie devra être faite avec beaucoup de soins car la moindre faute de technique résultant d'une distraction peut entraîner des accidents mortels. Il est indispensable, pour diminuer les risques de contagion, d'être vacciné (vaccin anti-pesteux injecté deux fois sous la peau, à quelques jours d'intervalle).

Avant de toucher à l'animal mort, jeter dans le bocal où il se trouve, un tampon d'ouate imbibé de chloroforme et obturer le récipient. Laisser quelques minutes en contact. Les parasites (puces) seront tués.

L'animal sera étendu sur un petit plateau de zinc, reposant sur le dos, les membres écartés et liés aux quatre coins du plateau. On mouillera les téguments abdominaux afin d'éviter la dispersion de poils, de poussières, etc.

On sectionnera à l'aide de larges ciseaux courbes, la paroi abdominale dans toute sa longueur, d'abord la peau en dégageant les plis axillaires et inguinaux pour y déceler les ganglions, puis la paroi musculaire.

Les cavités péritonéale et thoracique seront mises à nu ; on examinera la plèvre, le foie et la rate.

On recherchera, pour découvrir les cas de peste chronique, les abcès rénaux et les ganglions rétro-péritonéaux.

Dans toutes ces manipulations, on évitera la projection de liquide qui, atteignant les conjonctives, pourrait déterminer une contagion mortelle. Il est prudent et nécessaire de porter des lunettes qui enchâssent complètement l'œil. Il est prudent, mais non nécessaire, de porter un petit masque de gaze afin d'éviter les projections dans les fosses nasales ou sur les lèvres.

Il est également prudent de revêtir des gants de caoutchouc mais ce que l'on gagne alors en sécurité, se perd souvent en dextérité.

Il faut s'astreindre à déposer toujours chaque instrument ayant servi, sur le bord du plateau de zinc, l'extrémité infectée regardant l'intérieur.

Il faut enfin éviter de flamber directement les fils de platine, les pipettes en verre, etc. souillés de sang ou de liquides virulents. Les fils de platine seront d'abord desséchés lentement avant d'être portés directement dans la flamme pour éviter l'explosion de particules virulentes. Les pipettes seront immergées entièrement dans un récipient contenant une solution de crésyl ou de lusoforme à 5 p. 100, puis stérilisées à l'autoclave.

Le cadavre de l'animal sera incinéré ou plus simplement mis dans une marmite pleine d'eau que l'on portera à l'ébullition durant quelques minutes.

Les instruments seront bouillis, le plateau de zinc et les bocaux désinfectés avec une solution chaude de lusoforme à 5 p. 100.

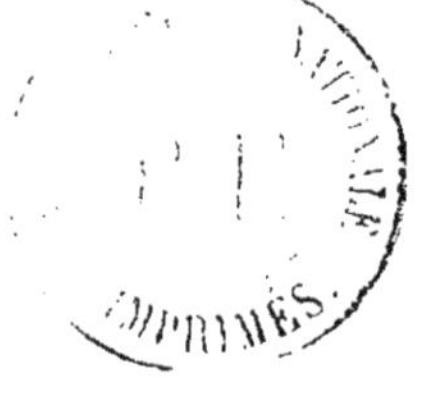

MELUN. IMPRIMERIE ADMINISTRATIVE. — M 2780 N